AF586434

DÉFAUTS
DE
PRONONCIATION
ET
ANOMALIES DE DENTITION

ÉTUDE EXPÉRIMENTALE ET PRATIQUE

PAR

Adolphe ZÜND-BURGUET

DIRECTEUR DU GYMNASE DE LA VOIX
EX-ATTACHÉ AU LABORATOIRE DE PHONÉTIQUE EXPÉRIMENTALE
DU COLLÈGE DE FRANCE

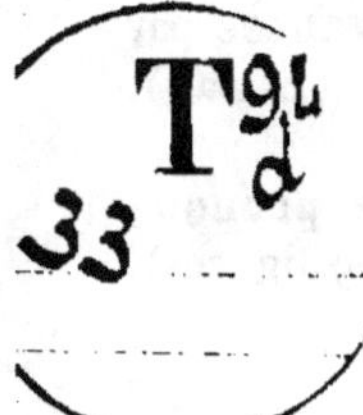

PARIS (8e)
GYMNASE DE LA VOIX
48, RUE DE ROME, 48

TRAVAUX SCIENTIFIQUES DE L'AUTEUR

I. — PUBLICATIONS SCIENTIFIQUES

1. **La phonétique expérimentale** appliquée à l'enseignement des langues vivantes. Paris, 1898.
2. **Applications pratiques** de la phonétique expérimentale. Paris, 1899.
3. **De la prononciation de l'S et du CH.** Paris, 1899.
4. **Emploi du signal du larynx.** Paris, 1899.
5. **Praktische Uebungen zur Aussprache des Französischen** (Exercices pratiques de prononciation française), H. WELTER, édit. Paris, Leipzig, 1901.
6. **Rééducation linguistique chez un sourd-muet,** etc. Paris, 1901.
7. **De la valeur comparative des procédés médicaux ou chirurgicaux** et des exercices orthophoniques. Paris, 1901.
8. **Défauts de prononciation et anomalies de dentition.** Gymnase de la Voix. Paris, 1902.
9. **Guérison des défauts de prononciation.** Gymnase de la Voix. Paris, 1902.
10. **Formation, rectification et développement de la voix pour le chant et la parole.** Gymnase de la Voix. Paris, 1902.
11. **Enseignement de la prononciation des langues vivantes** par l'application pratique de la phonétique expérimentale (Extrait). Gymnase de la Voix. Paris, 1902.
12. **Méthode pratique-physiologique et comparée de prononciation française.** (Avec 18 planches hors texte et 69 figures). Gymnase de la Voix. Paris, 1902.

La méthode scientifique et pratique, à l'élaboration et au développement de laquelle nous avons consacré ces six dernières années, et, qu'au **Gymnase de la Voix,** nous appliquons avec le plus grand succès à la **Correction des Défauts de Prononciation de toute sorte** — à la **Formation** et au **Développement de la Voix** pour le **Chant** — à l'**Enseignement de la Parole aux Muets, Sourds-Muets** et aux **Enfants arriérés** — ainsi qu'à l'**Enseignement de la Prononciation des Langues Vivantes,** est basée sur l'analyse physiologique et expérimentale des sons du langage.

DÉFAUTS

DE

PRONONCIATION

ET

ANOMALIES DE DENTITION

DÉFAUTS
DE
PRONONCIATION
ET
ANOMALIES DE DENTITION[1]

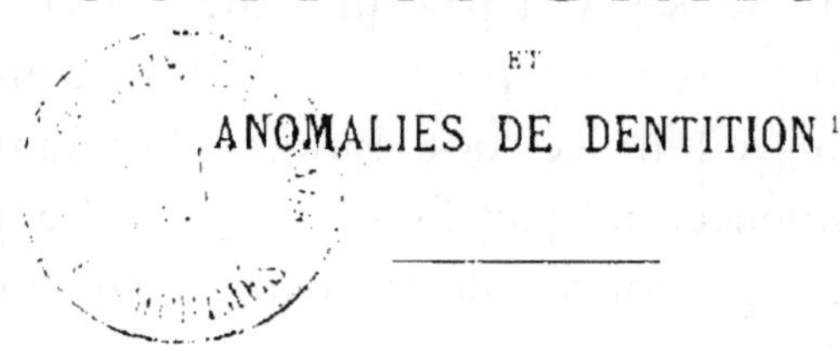

I

Déterminer, d'une façon exacte, le rôle de chacun des organes dont se compose la bouche, dans la prononciation des sons propres à un idiome donné, le français par exemple, serait une étude extrêmement intéressante à faire ; mais elle dépasserait de beaucoup les limites d'une simple brochure. L'objet du présent travail est plus modeste. Il s'agit tout simplement de chercher à démontrer l'influence que, dans certains cas, la disposition normale ou défectueuse de la dentition peut exercer d'une part sur la prononciation de l'*s* et du *z*, de l'autre sur celle du *ch* et du *j*[2].

1. Ce travail a été l'objet d'une communication faite à la Société de stomatologie de Paris par le docteur Marcel Natier qui, très obligeamment, a préposé sa signature à la nôtre (*Revue de stomatologie*, nº 10, 1901).

2. Nous représentons par le signe *s* : 1º l'*s* initiale (son);

Dans une étude précédente sur la prononciation de l'*s* et du *ch*, nous avons analysé, avec beaucoup de détails, les quatre articulations dont il est ici question. Il ne nous paraît pas superflu, néanmoins, pour ceux qui ne seraient pas tout à fait au courant du sujet, de reproduire ces descriptions phonétiques.

Nous commencerons par l'*s* et le *z* : « Le plus souvent l'*s* est prononcée de la manière suivante :

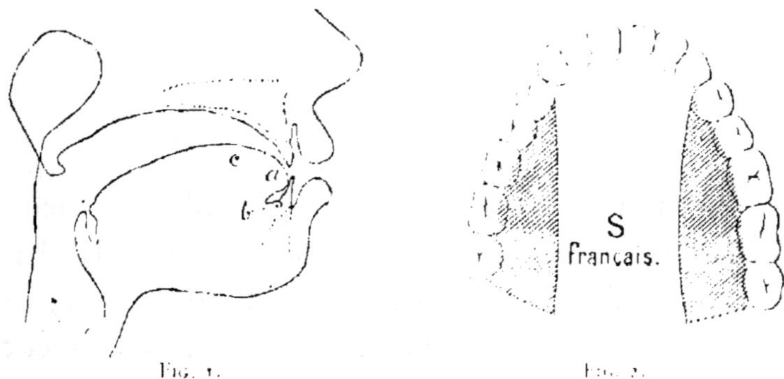

Fig. 1. Fig. 2.

la pointe de la langue (fig. 1, *a*) se recourbe légèrement sur les alvéoles et les incisives inférieures (fig. 1, *b*) ; la partie dorsale antérieure (fig. 1, *c*) se bombe et s'élève vers les dents incisives supérieures et le palais, sans pourtant y toucher. Les bords

2° l'*s* double (a**ss**a**ss**in) ; 3° *c* devant *e* et *i* (**c**e**ci**) ; 4° *c* cédille (re**ç**u) ;

par le signe *z* : 1° le *z* (**z**é**z**ayer) ; 2° l'*s* entre deux voyelles (mai**s**on) ;

par le signe *ch* le son *ch* (**ch**er**ch**er) ;

par le signe *j* : 1° le *j* (joujou) ; 2° le *g* devant *e* et *i* (**g**èle, **g**ibier).

s'appuient assez énergiquement contre les molaires et les alvéoles supérieures latérales comme l'indiquent les hachures de la figure 2. Il se forme ainsi entre le palais antérieur d'une part, la langue et les incisives supérieures d'autre part, un petit canal étroit à travers lequel l'air passe en produisant le sifflement que nous représentons le plus communément par le signe graphique *s*.

Toutes les fois que la force d'articulation est très faible et que l'air sortant de la bouche est imprégné de vibrations laryngiennes, il se produit un autre son qu'en français on traduit graphiquement par *z* à l'initiale d'un mot (par exemple dans *zèle, zéro*), par *s*, entre deux voyelles (comme dans *aisé, usage,* etc.).

Les dents qui, d'après cette description, semblent jouer un rôle dans la prononciation de l'*s* et du *z* sont :

1° Les incisives inférieures et supérieures ;

2° Les molaires supérieures.

Il s'agit de savoir si leur concours est indispensable ou simplement facultatif.

On a prétendu, sans indiquer cependant sur quoi s'appuyait cette affirmation, que le sifflement appelé *s* se produisait sur les bords des incisives inférieures. Une expérience fort simple infirme cette hypothèse. En effet, si l'on place le doigt ou un objet quelconque, par exemple une carte de visite, sur les bords et en travers de ces dents, la prononciation de l'*s* ne se trouve en rien modifiée. Les incisives inférieures ne sont donc pas nécessaires à la production du sifflement. Bien mieux : elles sont inutiles pour la prononciation de l'*s* et du *z* en général. En effet, des personnes de notre connaissance prononcent très correctement les consonnes sifflantes tout en ne possédant plus les dents incisives inférieures.

Il est à remarquer, toutefois, que le sifflement est un peu moins fort lorsque ces dents manquent. Voici pourquoi : l'air, après avoir traversé le petit canal et longé les incisives supérieures, s'éparpille, en quelque sorte, dans l'avant-bouche au lieu d'en sortir avec force et pour ainsi dire en un seul jet.

Les incisives inférieures peuvent donc contribuer à la prononciation correcte de l'*s* et du *z*, mais, comme nous venons de le démontrer, elles ne sont nullement indispensables.

Voyons maintenant quelle est l'utilité des incisives et molaires supérieures dans la prononciation des consonnes sifflantes.

Le courant d'air, après avoir traversé le petit canal qui se forme entre le palais antérieur et la partie dorsale de la langue, vient forcément se heurter contre les incisives supérieures et se trouve ainsi obligé de changer sa direction primitive afin de pouvoir sortir de la bouche.

L'influence de ces dents sur la prononciation de l'*s* et du *z* est dès lors manifeste. En effet, quand une seule (ou plusieurs d'entre elles) vient à manquer, lorsqu'elles sont irrégulièrement implantées ou anormalement espacées les unes des autres, le courant d'air peut s'échapper en entier ou en partie à travers les lacunes interdentaires. En pareil cas, le sifflement de l'*s*, si toutefois il se produit encore, se trouvera d'autant plus atténué que les espaces interdentaires seront plus nombreux et plus grands. Dans ces conditions l'*s* et le *z* peuvent, parfois, devenir complètement incompréhensibles.

Une jeune fille de notre connaissance s'était, à l'âge de quatorze ans, cassé les deux incisives supérieures médianes en tombant sur la bouche. Jusqu'alors elle avait parfaitement bien prononcé les consonnes sifflantes. Mais à partir de ce moment elle ne put plus les émettre, ce qui la gênait et l'intimidait beaucoup ; de plus, les efforts qu'elle faisait occasionnaient une dépense de souffle plus considérable qu'auparavant, et elle se fatiguait très vite en parlant. Cet état de choses a persisté pendant environ deux mois, c'est-à-dire, jusqu'à l'époque où elle eut recours aux bons offices d'un dentiste qui remplaça les deux dents perdues. Dès lors, la patiente recommença à prononcer, très correctement, aussi bien les *s* et les *z* que les *ch* et les *j*.

C'est d'ailleurs un fait bien connu de tout le monde qu'assez souvent des personnes, auxquelles on a extrait les dents supérieures, ne savent plus prononcer correctement ni l'*s* ni le *z*, et qu'une fois en possession des dents artificielles elles recouvrent assez rapidement cette faculté.

La chute d'une ou de plusieurs incisives supérieures pourra donc occasionner fréquemment une irrégularité plus ou moins notable dans la prononciation des consonnes sifflantes. Dans la plupart des cas cette irrégularité disparait entièrement ou en partie, après le remplacement des dents manquantes. Mais, et par contre, il arrive, dans maintes circonstances, que la correction du défaut phonétique ne marche pas de pair avec la correction naturelle ou artificielle du défaut organique, c'est-à-dire, dentaire. A l'appui de cette affirmation nous citerons trois exemples empruntés à notre propre expérience.

Observation I. — Il y a quelque temps nous était adressé, par un médecin, un jeune homme de 25 ans, atteint d'un vice de prononciation fort gênant, et qui avait fait en Angleterre et en Allemagne des séjours de plusieurs années dans le but d'acquérir la pratique des langues de ces pays. Il chlintait fortement et disait quelque chose comme *chlochlichlon*, par exemple, au lieu de *saucisson* ; le mot allemand *sechs und sechzig* devenait dans sa bouche *chlechlounchlekchligue*. C'est dire qu'il déformait de la même manière tous les mots français, allemands et anglais, contenant des *s* ou des *z*.

Il affirma avoir prononcé très correctement les *s* jusqu'à l'âge de trois ans. A cette époque il se serait, en tombant sur la bouche, cassé les deux incisives supérieures ; presque aussitôt serait survenu le défaut actuel de prononciation.

Or nous croyons assez facile d'expliquer ce trouble du langage de la façon suivante :

Sentant, selon toute probabilité, que le trou interdentaire le gênait dans la prononciation de certains sons, notammant de l'*s* et du *z*, l'enfant éprouvait le besoin de le boucher. A cet effet, et d'instinct, cela va sans dire, il employait la pointe de la langue. En procédant de la sorte, il provoquait, nécessairement, l'occlusion du passage médio-buccal. Par suite, le souffle, obligé de chercher une autre voie, effectuait son issue par les côtés. Au moment du renouvellement de la dentition, les deux incisives manquantes repoussèrent et ainsi disparut, naturellement, l'ouverture interdentaire accidentelle. Mais le vice de prononciation, qui s'était établi à la suite de l'habitude prise par le malade de mal placer sa langue, persista néanmoins.

Malheureusement pour lui, ce jeune homme, qui n'était nullement conseillé et ne savait à qui s'adresser, a attendu jusqu'à l'âge de 25 ans, avant de chercher à se corriger de ce défaut. Et encore, pour prendre ce parti, a-t-il fallu qu'il y fût contraint par les circonstances. Il lui arriva, en effet, de perdre une place excellente dans un grand hôtel, à cause de sa mauvaise prononciation. Il se rendit alors un compte exact de l'importance de son *infirmité linguistique*, et reconnut qu'elle le mettait dans un état manifeste d'infériorité à l'égard de ses compétiteurs.

A sa grande stupéfaction, ET EN MOINS DE CINQ MINUTES, NOUS L'AVONS GUÉRI D'UNE FAÇON RADICALE ET DÉFINITIVE.

OBSERVATION II. — Le deuxième cas que nous citerons est, comme le premier, tout à fait récent et lui ressemble beaucoup. Il s'agit d'une fillette de neuf ans. Au dire des parents, elle avait prononcé très correctement les consonnes sifflantes jusqu'à l'époque de la seconde dentition. Celle-ci s'est effectuée dans des conditions tout à fait particulières. A l'âge de six ans environ, l'enfant a perdu les deux incisives supérieures du milieu, et, quelques mois plus tard, les deux latérales. Les deux premières ont commencé à repousser pour s'arrêter ensuite dans leurs croissances, se laissant devancer de plus d'un an par les deux dernières. On craignit même pendant quelque temps, nous dit le père, que les deux dents du milieu, dont on ne voyait que les extrémités, ne restassent dans cet état, ce qui, naturellement, eût été au désavantage de la fillette, fort gentille et très intelligente ; elles ont cependant fini par croître et se trouvent actuellement au niveau des autres.

Le retard apporté à leur complète évolution parait avoir, malheureusement, déterminé chez l'enfant un grave défaut de prononciation. Pour les mêmes raisons que dans le cas précédent, la fillette a pris l'habitude de chlinter, et, malgré toutes les remontrances de ses parents et professeurs, elle n'a pu se défaire de ce défaut.

Il nous a fallu dix minutes environ pour lui enseigner la bonne prononciation de l'*s* et du *z*, et un temps égal pour corriger celle du *ch* et du *j*.

Observation III. — Le troisième cas, quelque peu différent des deux premiers, nous montre qu'une légère déformation d'une seule incisive supérieure est susceptible de déterminer un défaut de prononciation.

La personne dont il s'agit ici a perdu ses dents de lait à l'âge habituel et d'une façon très normale. La seconde dentition s'est, de même, effectuée assez régulièrement : toutefois la deuxième incisive supérieure gauche est rentrée un peu dans la bouche, au lieu de descendre verticalement. L'enfant se trouva fort gênée par cette irrégularité de dentition ; l'incisive inférieure venait en contact de la dent supérieure pendant la prononciation de certains sons, et par suite la poussait de plus en plus en dedans de la bouche.

Instinctivement la fillette tenta de ramener la dent en avant : à cet effet, elle portait constamment la langue en haut. Elle arrivait ainsi à obstruer le passage médio-buccal au moment de la prononciation de l'*s* et du *z*. Dans ce cas également, l'air, contraint de chercher une autre issue, sortait par les côtés de la bouche.

Affligés de cet état de choses, les parents eurent recours au dentiste. L'intervention du praticien fut suivie d'un plein succès pour le redressement de la dent; mais, et contrairement à son pronostic, le défaut de prononciation persista.

Examinons maintenant jusqu'à quel point les molaires supérieures peuvent être utiles ou même indispensables dans la prononciation des consonnes sifflantes.

Pour que l'*s* et le *z* soient prononcés correctement, il faut que le courant d'air ne puisse sortir de la bouche par les côtés : dans ce but la langue vient appuyer contre les alvéoles et les molaires supérieures. Mais l'occlusion bucco-latérale peut très bien se faire en l'absence partielle ou totale des molaires. Il est à remarquer d'ailleurs que les irrégularités dans le développement de ces dents sont relativement rares et ne surviennent, en général, qu'à une époque de la vie où l'individu est depuis longtemps en état de savoir prononcer correctement tous les sons.

Nous ne connaissons qu'un seul cas où l'anomalie d'une molaire supérieure ait déterminé un défaut de prononciation.

Observation IV. — Il s'agit d'un jeune homme qui, à l'âge de 8 ou 9 ans, s'est cassé la première grosse molaire supérieure gauche. Il n'en est resté qu'une petite partie très pointue contre laquelle la langue venait heurter. Il en résulta de fréquentes piqûres, avec de petites hémorragies consécutives.

Pour parer à ces souffrances, l'enfant s'habitua à ne plus élever la langue vers le palais du côté gauche, ce qui, dans la prononciation de certains sons, comme par exemple l'*s*, le *z*, le *ch* et le *j*, déterminait une occlusion bucco-latérale incomplète. L'air, au lieu de s'échapper par le milieu de la bouche, sortait par le côté. L'extraction ultérieure de cette aiguille dentaire n'a pas été suivie de la correction du défaut de prononciation.

Comme il s'agit ici d'une anomalie dentaire tout à fait exceptionnelle, et qu'aucun autre fait du même genre n'est parvenu à notre connaissance, nous ne nous croyons nullement autorisés à nous prononcer, d'une façon définitive, sur l'utilité absolue des molaires supérieures dans la prononciation des consonnes sifflantes.

En résumé nous avons cherché à démontrer que :

1° Le concours des incisives inférieures peut être utile, mais n'est point indispensable à la prononciation correcte de l'*s* et du *z*;

2° Cette même prononciation se trouve au contraire viciée, dans la plupart des cas, soit par la chute prématurée d'une ou de plusieurs incisives supérieures, soit par un retard ou une anomalie quelconque survenue dans leur croissance ;

3° La disparition prématurée des molaires supérieures serait susceptible de contribuer à une mauvaise prononciation de l'*s* et du *z*.

II

Il nous reste à déterminer la part que prennent les dents dans la prononciation des deux consonnes *ch* et *j*. Nous commencerons par donner la description phonétique de ces sons.

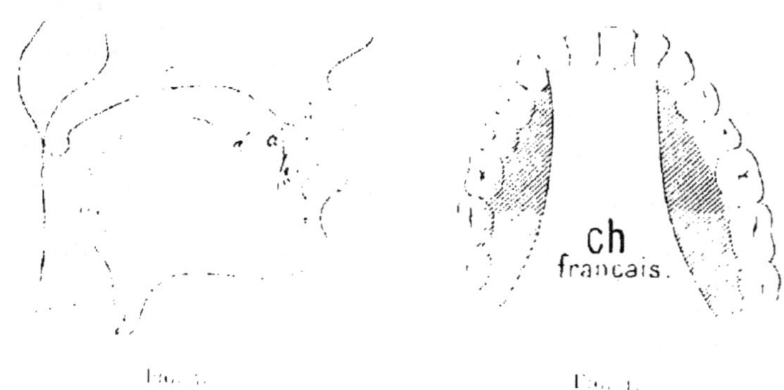

Fig. 3. Fig. 4.

Pour le *ch* aussi bien que pour l's, les bords latéraux de la langue, comme le montrent les hachures de la figure 4, s'appuient, sur toute leur étendue, contre les alvéoles et les molaires supérieures. Mais la pointe de la langue, au lieu de rester en contact avec les incisives inférieures, s'élève vers le palais (fig. 3 *a*) et reste ainsi librement suspendue un peu en arrière des incisives supérieures.

Lorsque l'effort organique de la langue est très faible et que le courant d'air, après avoir traversé le larynx, est pourvu de sonorité vocalique, il se produit un autre son qu'en français on représente tantôt par *j* (*joujou*), tantôt par *g* devant *e* et *i* (*gibier*, *âge*, etc).

Une première constatation s'impose : les incisives inférieures ne sauraient en rien contribuer à la prononciation correcte du *ch* et du *j*. Ce fait est confirmé par l'expérience.

Il n'en est pas de même pour les incisives supérieures. Lorsque ces dernières font défaut, soit entièrement, soit en partie seulement, ou qu'elles sont trop écartées les unes des autres, le courant d'air peut sortir de la bouche sans rencontrer aucun obstacle, c'est-à-dire, sans se heurter aux dents. Il en résulte que le bruissement qui caractérise le *ch* et le *j* se trouve plus ou moins diminué selon le nombre et l'étendue des lacunes dentaires. La prononciation de ces sons devient alors, sinon toujours incompréhensible, du moins très indistincte. Cet état de chose est fort gênant pour les professeurs, avocats, artistes dramatiques et lyriques, et toutes les personnes appelées à parler beaucoup et à haute voix.

Lorsque de pareilles anomalies se présentent à un âge peu avancé, elles déterminent presque toujours un défaut de prononciation. En effet, les efforts instinctivement tentés pour boucher les lacunes dentaires amènent l'obstruction du passage médio-buccal par la pointe de la langue, qui vient toucher le palais à sa partie antérieure. Dans ces conditions le souffle sort par l'un ou l'autre côté de la bouche, parfois même par les deux.

L'utilité des incisives supérieures pour la prononciation correcte du *ch* et du *j* apparait par conséquent comme évidente.

Il nous reste à préciser le rôle joué par les molaires supérieures.

D'après la description phonétique donnée plus haut, il semble naturel que ce rôle soit absolument le même pour *ch* et *j* que pour *s* et *z*. L'expérience atteste l'exactitude de ce rapprochement, car la prononciation du jeune homme (Obs. IV) qui s'est cassé une molaire supérieure est devenue aussi défectueuse pour *ch* et *j* que pour *s* et *z* à la suite de cet accident.

III

De cet exposé rapide, on peut, croyons-nous, déduire légitimement un certain nombre de conclusions suffisamment fondées et que nous formulerons ainsi :

1° Fréquemment, les anomalies de la dentition sont susceptibles de provoquer chez les enfants, et parfois même chez les adultes, une prononciation défectueuse des consonnes *s*, *z*, *ch* et *j*. Ce défaut résulte de la mauvaise habitude qu'a prise le sujet de placer sa langue dans une position vicieuse. Quelque communs que soient ces défauts, ils ne sont cependant pas absolument constants, et il faudrait bien se garder d'établir une équation entre leur existence et l'absence ou le développement anormal de certaines dents.

2° La suppression de ces anomalies dentaires, qui généralement s'impose, pourra être suivie de la correction naturelle du défaut de prononciation. Cependant, et à cause de la mauvaise habitude prise par la langue, le défaut, dans certains cas, persistera. On ne saurait s'en étonner car des troubles de langage s'observent souvent chez des personnes dont la dentition a toujours été normale.

3° Dans le cas de défauts de prononciation se rattachant à des anomalies de dentition, il sera donc généralement nécessaire, après que le dentiste aura corrigé le défaut organique, de soumettre le sujet à des exercices orthophonique appropriés, si l'on désire obtenir un résultat parfait.

CHARTRES. — IMPRIMERIE DURAND, RUE FULBERT.

La méthode physiologique-expérimentale et pratique employée au **Gymnase de la Voix** est approuvée par le Corps médical et recommandée spécialement par des **Professeurs de la Faculté de Médecine,** ainsi que par un grand nombre de médecins spécialistes en renom.

II. — APPAREILS INVENTÉS

A. *Appareils destinés aux recherches scientifiques :*

1. Inscripteur de la parole à membrane et à plaque, réunies et interchangeables.
2. Inscripteur de la parole à crémaillère, à membranes interchangeables et à disques permettant de tendre et de faire varier à volonté le champ vibratoire.
3. Explorateur du larynx à double capsule et à boutons-tendeurs.
4. Tambour-inscripteur à membrane inaltérable et à contenu atmosphérique réglable.
5. Pneumographe à soufflet avec membrane absolument inaltérable et à contenu atmosphérique réglable.
6. Diaphragme-inscripteur du son pour phonographe à membranes interchangeables et à tensions variables (Brévеté en France et à l'étranger).
7. Diaphragme-reproducteur du son pour phonographe et téléphone à membranes interchangeables et à tensions variables (Brévеté en France et à l'étranger).
8. Explorateur des mouvements verticaux et vibratoires du larynx.

B. *Appareils destinés à l'enseignement de la prononciation.*

a) Cadran-indicateur des mouvements organiques à sonnerie et à disques interchangeables.

b) Nouveau cadran-indicateur des mouvements organiques à sonnerie, à disques interchangeables, à tension réglable et à membrane absolument inaltérable.

c) Signal du larynx à timbre.

d) Signal du larynx à plaque vibrante et à grelot.

e) Signal du larynx à sonnerie électrique.

f) Guide-langue pour la correction du zézaiement.

g) Guide-langue pour la correction du clichement.

h) Nouveau guide-langue pour la correction du clichement.

i) Guide-langue pour l'enseignement des voyelles.

j) Appareil pour la gymnastique respiratoire.

k) Spiromètre-indicateur de l'émission du souffle et de la voix.

l) Appareil pour l'enseignement de l'R roulée.

www.ingramcontent.com/pod-product-compliance
Lightning Source LLC
LaVergne TN
LVHW052024160826
845678LV00003B/1188

* 9 7 8 2 3 2 9 6 4 0 1 2 9 *